THÉRAPEUTIQUE

DES

RÉTRÉCISSEMENTS DE L'URÈTRE.

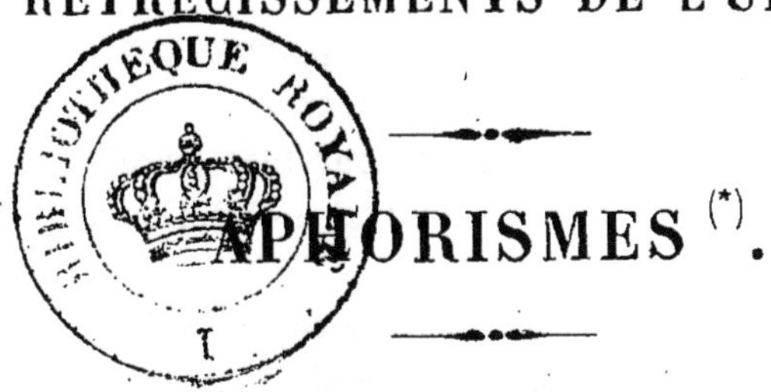

APHORISMES [*].

1° Les rétrécissements existent à des degrés divers, qui, au point de vue du traitement, peuvent les faire classer en trois catégories :

Rétrécissements qui laissent passer l'urine, les sondes et les bougies ;

Rétrécissements qui laissent passer l'urine, mais ne se laissent point franchir par les bougies et les sondes ;

Rétrécissements qui ne laissent passer ni les bougies, ni les sondes, ni l'urine, c'est-à-dire qui sont accompagnés de rétention.

Pour les rétrécissements de la dernière catégorie, l'on peut être forcé d'avoir recours à des moyens d'urgence que la nécessité seule autorise.

A la seconde catégorie peuvent s'appliquer un certain nombre seulement des procédés curatifs.

La première catégorie laisse seule le choix entre toutes les méthodes de traitement.

2° Le plus grand nombre des rétrécissements existent à l'origine de la région membraneuse de l'urètre, immédiatement en arrière du renflement du bulbe. Les neuf-dixièmes au moins se rencontrent sur ce point.

[*] Par le docteur LEROY-D'ÉTIOLLES.

1846

3° La place qu'occupent les rétrécissements influe sur leur degré de curabilité, ceux qui sont situés dans la région spongieuse de l'urètre sont les plus difficiles à guérir.

4° Les rétrécissements sont, les uns curables, les autres incurables.

5° Les rétrécissements curables ne peuvent pas tous être guéris par le même mode de traitement.

6° Beaucoup de rétrécissements curables primitivement sont rendus incurables par la mauvaise direction du traitement.

7° Dans le plus grand nombre des cás, il est impossible, pour les rétrécissements situés au delà du méat urinaire, de distinguer de prime abord quel procédé amènera la guérison.

8° La dilatation est la seule méthode qui ne soit pas essentiellement accompagnée de dangers que l'on ne puisse éviter ; si elle ne guérit pas tous les rétrécissements, du moins elle ne les aggrave pas. Il est donc sage de commencer le traitement par elle, et de ne passer à d'autres méthodes que lorsqu'on la reconnaît insuffisante.

9° Il y a trois manières de faire la dilatation.

Les sondes peuvent être laissées à demeure et augmentées de volume tous les trois ou quatre jours ; c'est la *dilatation permanente lente.*

Les sondes peuvent être changées et augmentées toutes les six à dix heures ; c'est la *dilatation permanente brusque* ou coup sur coup.

L'élargissement peut être obtenu par l'introduction quotidienne de bougies dans l'urètre, et leur séjour pendant un temps plus ou moins court, variable de cinq minutes à une heure ; c'est la *dilatation temporaire progressive.*

10° Il y a des rétrécissements valvulaires que peut déchirer ou effacer un seul cathétérisme ; mais le plus grand nombre demandent le séjour plus prolongé ou la répétition de l'introduction des corps dilatants.

11° La dilatation temporaire graduée, faite chaque jour pendant moins d'une heure, est le mode de traitement le plus commode et le plus simple pour le malade ; il convient de l'essayer dans le plus grand nombre des cas.

12° Pour faire convenablement la dilatation temporaire, il importe de suivre, dans l'accroissement des bougies de toute espèce, une gradation presque insensible, et de procéder par quarts de millimètre ; on évite ainsi la réaction que produit une dilatation trop brusque, et l'on obtient une guérison plus rapide.

13° Il y a des rétrécissements qui cèdent très-promptement à la dilatation temporaire ; une ou deux heures suffisent pour les faire passer de un millimètre à huit en suivant la gradation conseillée à l'aphorisme 12. Ces rétrécissements sont formés par le développement vasculaire et le boursouflement de la membrane muqueuse seulement ; quelques-uns conservent ces caractères pendant plusieurs années.

14° Le plus grand nombre des rétrécissements nécessitent la réitération de l'introduction des bougies plusieurs jours de suite. Dans chaque séance on se garde de commencer par la bougie qui la veille avait été introduite la dernière et remplissait l'angustie. Il faut descendre de plusieurs millimètres, et remonter graduellement jusqu'à celle qui entre à frottement, faisant succéder l'une à l'autre sans interruption les bougies d'un diamètre inférieur. Celle qui remplit le calibre du rétrécissement séjourne cinq à dix minutes ; après quoi l'on en présente une autre plus forte d'un quart de millimètre, qui est laissée quelques minutes à son tour. En agissant ainsi, l'on gagne chaque jour un quart, un demi-millimètre, un millimètre, et parfois davantage ; mais à la condition de ne jamais employer la force pour faire pénétrer les bougies.

15° Les corps dilatants varient suivant les divers degrés des rétrécissements. Lorsque le passage a moins d'un millimètre et demi (1|2 ligne) de largeur, les bougies fines de gomme, ou, à leur défaut, des filaments de fanons de baleine, sont seuls applicables. A ce degré de ténuité, les bougies de cire, si elles y pouvaient arriver, seraient trop molles, les fils de plomb se rompraient, les fils de fer ou d'argent perforeraient les parois du canal.

16° Il importe de savoir et de se rappeler qu'à l'étroitesse des rétrécissements se joint souvent une autre circonstance qui rend difficile l'introduction des bougies : c'est l'inflexion brusque en zigzag du passage angustié produite par des saillies alternes. Le moyen de franchir ces inflexions brusques de l'urètre est, après avoir reconnu l'insuffisance des bougies ordinaires, de présenter *des bougies dont la pointe est tortillée en spirale irrégulière.*

17° Lorsque les rétrécissements admettent plus de deux millimètres, on peut faire usage ou de bougies de cire, ou de bougies de gomme, ou de bougies métalliques, pourvu qu'elles soient bien calibrées et graduées par quarts de millimètre.

Les bougies de gomme sont préférables aux bougies de cire, parce qu'elles ne sont pas comme elles susceptibles de se ramollir par la chaleur, au point de se recourber, de se pelotonner. Elles sont préférables aux bougies de métal, parce qu'elles ont une souplesse qui rend moins pénible leur introduction et leur séjour, quand ce dernier est nécessaire ; parce qu'au moyen d'une tige de fer on peut leur donner, s'il en est besoin, toute la rigidité convenable ; parce que le poids d'une série de bougies de gomme est beaucoup moins considérable que celui d'un jeu de bougies d'étain, nécessaire pour un traitement.

Au-dessus de quatre millimètres, il est préférable, pour ne pas violenter l'urètre, de se servir de bougies de gomme fabriquées courbes et introduites sans mandrin de fer.

18° *La dilatation produite par l'écartement des pièces*

métalliques ne vaut rien comme méthode générale ; l'action de ces dilatateurs est trop brusque pour l'extensibilité de la plupart des rétrécissements ; ils sont plus douloureux que les bougies et les sondes.

19° *Les dilatateurs mécaniques* sont quelquefois utiles pour compléter la guérison et effacer tout à fait les reliefs que les angusties laissent après elles, ce que ne peuvent faire les bougies dont le diamètre ne peut dépasser celui de l'orifice de l'urètre, naturellement plus étroit que le reste du canal. Ils peuvent être encore essayés contre les récrétissements durs et fibreux qui résistent à la douce pression des bougies et même à la scarification ; l'éclatement, la déchirure, l'écrasement du tissu calleux qui résulte de leur action en procure parfois la résolution, ou du moins il en résulte un élargissement assez durable, sur lequel il semblait que l'on ne dût plus compter.

20° Les dilatateurs, s'écartant uniformément dans toute leur longueur, sont défectueux à cause de la violence qu'ils exercent forcément sur l'orifice externe de l'urètre : mieux valent ceux qui s'élargissent au delà de cette ouverture et dans une longueur restreinte.

Les dilatateurs dont les pièces s'écartent en formant un double cône ou un fuseau sont difficilement maintenus en rapport avec le rétrécissement, ils glissent en avant ou en arrière. Les dilatateurs métalliques droits sont difficilement et douloureusement introduits dans les strictures, situées presque toutes au point où l'urètre commence à s'infléchir en haut. *Un instrument semblable au brise-pierre courbe, étant exempt de ces inconvénients, est donc pour les cas précités un bon dilatateur.*

21° Le séjour *permanent* des sondes, prolongé pendant quelques jours, ramollit, résout et peut guérir certains rétrécissements qui résistaient à la dilatation temporaire.

22° L'élargissement du plus grand nombre des angusties qui résistent à la dilatation temporaire peut être accompli en trois ou quatre jours par la dilatation *permanente brusque*. Les sondes de plus en plus grosses succèdent l'une à l'autre toutes les cinq à dix heures ; deux cependant restent vingt-quatre heures : la première pour ramollir le tissu coarcté avant de le dilater; la dernière pour assurer et maintenir la dilatation.

23° Dans le procédé de la dilatation permanente *brusque*, il n'est pas nécessaire de suivre la gradation presque insensible si essentielle au succès de la dilatation temporaire : on peut accroître le calibre d'un demi-millimètre, d'un millimètre, à chaque changement de sonde, et quelquefois davantage.

24° Lorsque pendant l'application de la dilatation permanente on voit survenir besoins d'uriner fréquents et douloureux, filamens sanguinolents dans l'urine, mouvement fébrile, il faut retirer la sonde, combattre l'inflammation par les antiphlogistiques, et ne reprendre la dilatation qu'après quelques jours de repos.

25° Pour assurer l'élargissement obtenu par la dilatation permanente, il est nécessaire de la faire suivre après un jour de repos de l'introduction quotidienne d'une série de bougies pendant quelques minutes : cette manœuvre, répétée huit jours de suite, complète le traitement.

26° La répétition de la dilatation permanente brusque efface ou élargit d'une manière plus durable quelques-uns des rétrécissements qui avaient résisté à une première tentative de cette méthode.

27° La dilatation permanente *lente*, dans laquelle chaque sonde demeure pendant deux à cinq jours, peut guérir quelques angusties que ni la dilatation temporaire ni la dilatation permanente brusque n'avaient pu effacer.

28° La dilatation permanente lente convient surtout

lorsque les rétrécissements sont compliqués de fistules urinaires, d'engorgement de la prostate, d'atonie ou de paralysie de la vessie, qui donnent lieu à une rétention d'urine complète. Elle est encore indiquée lorsque l'angustie organique est compliquée de contracture ou spasme de l'urètre. (Voir les aphor. 59 à 66.)

29° La dilatation permanente lente, de même que la dilatation permanente brusque, doit être suivie de l'introduction quotidienne et temporaire des bougies, comme il a été dit au paragraphe 25.

30° La cautérisation peut guérir des rétrécissements contre lesquels les trois procédés de dilatation sont restés inefficaces.

31° La cautérisation se pratique de trois manières différentes, directement, latéralement, d'arrière en avant.

32° La cautérisation directe ou d'avant en arrière convient aux rétrécissements *organiques*, infranchissables pour les sondes et les bougies, mais qui laissent encore passer l'urine. (Voy. 53, 57 et 63.)

33° La cautérisation rétrograde latérale convient aux rétrécissements multiples, rebelles à la dilatation.

34° La cautérisation latérale est applicable aux rétrécissements uniques, lorsque la dilatation ne les a point effacés.

35° La cautérisation appliquée indistinctement et de prime abord à tous les rétrécissements, comme méthode générale, *guérit les uns et aggrave les autres*.

36° Il est fort difficile ou même impossible de distinguer tout d'abord les rétrécissements que guérira la cautérisation.

37° La cautérisation *ne convient pas, en général, aux rétrécissements situés dans la partie spongieuse de l'urètre;*

elle les exaspère, les rend fibreux, turgescents, calleux, inguérissables.

38° La cautérisation pratiquée méthodiquement dans la région membraneuse produit la résolution ou la destruction des tissus indurés. Continuée au delà d'une certaine mesure, elle détermine la transformation fibreuse ou inodulaire, et aggrave le mal.

39° La cautérisation doit autant que possible ne porter que sur les saillies formant le rétrécissement, et ne pas atteindre les parties saines.

40° Les rétrécissements ont en général peu de longueur, deux à quatre millimètres pour la plupart. Beaucoup d'entre ceux qui paraissent avoir plus d'étendue, sont formés par une série de reliefs entre lesquels existent des intervalles de parties saines, ce dont on peut s'assurer avec une bougie terminée par une petite boule. Il faut donc éviter de faire usage des porte-caustiques à longues cuvettes qui exposent à trop étendre la cautérisation.

41° La cautérisation doit toujours être suivie de la dilatation pour achever la résolution et l'aplanissement du rétrécissement. Il ne faut pas attendre, pour commencer cette dernière, que la destruction du tissu induré soit complétée par la cautérisation; car on pourrait dépasser la mesure et arriver à un résultat contraire, la transformation fibreuse.

42° Après la cautérisation, les bougies dilatatrices ne doivent être introduites que quand le gonflement inflammatoire produit par l'application du caustique est tombé, c'est-à-dire après trois à quatre jours.

43° La *scarification* peut guérir promptement les rétrécissements formés par des valvules ou des replis.

44° La scarification favorise la résolution ou du moin

l'élargissement de certains rétrécissements fibreux que n'avait pu effacer la dilatation ; elle doit alors être répétée un certain nombre de fois.

45° La scarification est *le seul* procédé applicable aux rétrécissements de l'orifice externe de l'urètre (méat urinaire) ; contre eux, la dilatation est impuissante, la cautérisation les aggrave.

46° La scarification peut être quelquefois pratiquée utilement sur le col de la vessie pour diviser les bourrelets transversaux et les replis formés par le développement anormal de la prostate.

47° De même que la cautérisation, la scarification se pratique de trois manières : directement, ou d'avant en arrière ; latéralement ; d'arrière en avant.

La scarification *d'avant en arrière* ou moucheture directe convient aux rétrécissements de la seconde catégorie qui laissent passer l'urine et n'admettent ni sondes ni bougies. (Voy. § 53, 58.)

La scarification *rétrograde* convient aux brides et valvules inclinées vers la vessie.

La scarification *latérale* est indiquée pour le plus grand nombre.

48° Les conditions de succès indispensables pour la cautérisation le sont également à la scarification, c'est-à-dire qu'elle ne doit porter que sur les parties en relief et ménager les parties saines. Un bon scarificateur doit être construit de manière à pouvoir circonscrire les rétrécissements en avant et en arrière, et inciser toute l'épaisseur des parties exubérantes sans jamais dépasser la paroi de l'urètre.

49° La résection convient à deux espèces de rétrécissements : les végétations et les cicatrices saillantes rebelles.

50° La résection des végétations peut se faire par *arra-*

chement ; celle des cicatrices s'opère avec des instruments tranchants, dont la disposition doit être telle, que leur action s'exerce seulement sur les reliefs faisant saillie dans l'urètre.

51° La résection appliquée aux cicatrices doit être tenue en réserve pour celles contre lesquelles ont échoué les autres méthodes ; celle qui serait pratiquée avec une canule tranchante ou emporte-pièce n'est justifiable que dans certains cas exceptionnels et d'urgence. (V. § 70.)

52° Après la scarification et la résection, de même qu'après la cautérisation, il importe d'employer pendant quelques jours l'un des procédés de dilatation pour avoir une cicatrice plane et maintenir l'élargissement.

53° Les rétrécissements de la *seconde catégorie* qui laissent filtrer l'urine et ne donnent passage ni aux sondes ni aux bougies, sont ordinairement formés par des reliefs alternes qui impriment au passage angustié des déviations brusques en zigzag. Cependant, avant de les considérer comme infranchissables, il convient d'essayer les bougies fines *tortillées en spirale irrégulière*, lesquelles, pouvant suivre ces brusques inflexions, passent souvent là où toute autre forme de bougie ou de sonde rencontrait un obstacle insurmontable. (V. Aph. 16.)

54° Une sonde ou bougie métallique mince, appuyée sans violence contre un rétrécissement rebelle, le franchit quelquefois après dix minutes ou un quart d'heure de pression soutenue.

55° La présentation et la douce pression de l'extrémité d'une petite sonde ou bougie métallique contre un rétrécissement, pendant dix minutes ou un quart d'heure, peut favoriser l'introduction d'une bougie fine, qui lui succède immédiatement. Si cette manœuvre ne réussit pas le premier jour, il est convenable de la répéter quelquefois encore avant do passer à d'autres moyens.

56° Une bougie en gomme de petit calibre, mais assez résistante, maintenue fixée pendant vingt ou trente heures en contact avec un rétrécissèment, pénètre parfois ensuite avec aisance; ou bien elle rend plus facile le passage d'une bougie d'un diamètre inférieur, dont l'introduction avait été impossible jusqu'alors.

57° Les rétrécissements qui laissent filtrer l'urine et refusent le passage aux sondes, aux bougies tortillées, et aux bougies fixées en contact, comme il a été dit aux aph. 53, 54, 55, 56, doivent être attaqués et détruits par la *cautérisation directe* ou d'avant en arrière, pratiquée tous les trois ou quatre jours avec un porte-caustique d'un large diamètre, qui agit sur le centre de l'obstacle sans toucher d'autre point.

58° Des mouchetures ou scarifications directes faites sur les tissus qui refusent le passage aux sondes et aux bougies peuvent rendre cette introduction plus facile par le dégorgement qu'elles déterminent; elles secondent aussi la cautérisation d'avant en arrière en faisant pénétrer plus profondément son action.

59° Il se produit quelquefois à l'origine ou *l'orifice* de la région musculeuse de l'urètre une *contracture* plus ou moins durable (généralement désignée par le nom de *rétrécissement spasmodique*), laquelle rend difficile et parfois momentanément impossible le passage des sondes et bougies de toute espèce, même des bougies tortillées.

60° La durée de cette contracture est très-variable; tantôt elle est instantanée, quelquefois elle dure plusieurs jours, plusieurs semaines; pour certaines personnes même elle est presque habituelle.

61° La contracture simple (spasme) de l'urètre peut apporter du trouble à l'émission de l'urine, diminuer le volume du jet, en altérer la forme; mais elle produit rarement la suppression de la miction : lorsqu'il y a en même temps rétention, elle est ordinairement causée par un obstacle situé au col de la vessie, ce dont on peut s'assurer avec une sonde qui, parvenue au delà du point contracté, n'amène cependant pas d'urine, mais doit pénétrer pour cela jusque dans la cavité du réservoir.

62° La contracture ou spasme de la portion musculeuse de l'urètre est ordinairement dépendante d'une hypertrophie commençante de la prostate ou d'un état d'irritation de la vessie.

63° Il est de la plus haute importance de distinguer la contracture de l'urètre des rétrécissements de la seconde catégorie, qui laissent couler l'urine et s'opposent au passage des bougies et des sondes ; car si on l'attaquait par le caustique, on donnerait lieu à un rétrécissement organique et à l'aggravation de la contracture.

64° Les instruments qui surmontent le mieux la résistance produite par les contractures cloniques de *l'orifice* de la région musculeuse de l'urètre sont les sondes métalliques ou les sondes en gomme, rendues rigides par l'introduction d'un mandrin; elles ne passent pour l'ordinaire qu'après quelques instants d'une pression douce mais soutenue.

Les sondes courbes surmontent cette difficulté mieux que les sondes droites ; il est bon parfois d'incliner le bec d'un et d'autre côté pour trouver le passage, car l'urètre est non pas rétréci en cet endroit, mais déformé par la contracture des muscles qui le tiraillent en sens divers, à leur insertion en arrière du bulbe.

65° La contracture de l'urètre vient parfois s'ajouter

aux rétrécissements organiques ; elle les complique et les rend plus graves ; car elle se manifeste précisément sur le point où existent l'immense majorité des rétrécissements organiques.

66° Il y a encore une espèce d'obstacle au passage des sondes et des bougies qui n'est ni le rétrécissement organique, ni le spasme ou contracture, mais qui est causé par le développement de l'un des lobes de la prostate et la déviation de l'urètre, auxquels parfois les anguties donnent lieu. Cet obstacle est ordinairement facilement surmonté par les sondes en gomme à très-courte courbure, ou *sondes crochues*; bien souvent elles seules peuvent le franchir sans violence et sans lésion. Ces sondes doivent être extrêmement souples et introduites sans mandrin.

67° Les différents modes de traitement, dont les règles viennent d'être rapidement indiquées dans ces aphorismes, donnent lieu à des effets généraux fort divers, non-seulement en raison de leur nature, de leur gravité, etc., mais en raison des degrés fort variables d'irritabilité dont sont doués les malades. Il y en a pour lesquels chaque introduction d'une bougie est une cause de fièvre, tandis que d'autres supportent des manœuvres violentes et prolongées de cathétérisme, des cautérisations, des scarifications répétées sans éprouver le moindre symptôme d'ébranlement général. Il y en a qui, à la première application d'une bougie, sont pris d'un violent accès de fièvre que l'on pourrait nommer *fièvre du premier cathétérisme*, et qui, dans les applications suivantes, souvent beaucoup plus pénibles, n'éprouvent plus aucun dérangement de la santé. Il en est de même de la syncope, qui parfois a lieu dans une première application et ne se renouvelle plus dans les suivantes.

68° Les rétrécissements de la *troisième catégorie*, qui produisent la rétention d'urine et ne permettent le passage d'aucune espèce de bougie ou de sonde, autorisent seuls l'emploi des méthodes exceptionnelles ou d'urgence, qui sont le cathétérisme forcé, l'ablation par l'emporte-pièce, l'incision externe, la boutonnière, la ponction de la vessie.

69° Les obstacles existant au col de la vessie et dans la région prostatique doivent seuls être forcés avec des sondes coniques. Dans les autres régions de l'urètre, les sondes petites ou grosses doivent être cylindriques, pour qu'elles puissent cheminer après avoir franchi le rétrécissement, ce que ne permettrait pas l'élargissement du cône.

Si pourtant, pour vaincre plus surement la résistance d'un obstacle situé à plus de trois centimètres (1 p. 1|2) du col de la vessie, on veut se servir d'une sonde conique, il convient de s'arrêter, lorsqu'elle a pénétré de quelques millimètres ; puis, après un séjour d'un quart d'heure, de la retirer pour lui substituer une petite sonde de gomme ou une bougie qui parcoure le reste du trajet sans danger et sans courir le risque de faire fausse route.

69° Le cathétérisme forcé est fait avec une sonde droite dans la région spongieuse de l'urètre, avec une sonde courbe au delà du bulbe.

70° L'ablation avec une canule tranchante, comme un emporte-pièce, peut être tentée lorsqu'une induration inodulaire de la région spongieuse produit la rétention d'urine et n'a pu être franchie par les sondes et les bougies.

71° L'incision de dehors en dedans, ou division du tissu induré, peut aussi être tentée dans les mêmes circonstances.

72° La boutonnière convient aux coarctations compliquées de pierres arrêtées et développées dans l'urètre.

73° La ponction de la vessie est applicable aux rétentions d'urine causées *tout à la fois* par un engorgement de la prostate et un rétrécissement infranchissable de l'urètre.

74° La ponction de la vessie peut être faite de quatre manières différentes : au-dessus du pubis ; par le périnée ; par le rectum ; et à travers la prostate, par l'urètre. Cette dernière ponction est souvent pratiquée sans que le chirurgien en ait la conscience, comme le prouvent les nombreuses fausses routes dont nous trouvons percées les prostates de vieillards qui ont été affectés de rétentions d'urine. Cette ponction accidentelle peut être transformée en méthode rationnelle et volontairement employée.

75° Malgré la réserve avec laquelle doivent être appliquées ces méthodes exceptionnelles, il ne faut pas attendre que la rétention d'urine ait produit des ruptures, des infiltrations, des abcès urineux et d'autres désordres graves.

76° Il y a des rétrécissements qui *ne peuvent être complétement effacés par aucune méthode*. Ils se laissent dilater facilement jusqu'à un certain degré d'élargissement, puis ils résistent ; si l'on va au delà, ils reviennent à ce point et s'y maintiennent ; ce degré d'élargissement est tout ce que l'on peut alors espérer obtenir.

77° Pour combattre la tendance à la récidive de certains rétrécissements, surtout de ceux qui ne sont pas complétement effacés, il importe que les malades passent une fois tous les quinze jours, quelques-uns tous les mois seulement, une série de bougies, comme il a été dit dans le douzième aphorisme. Il y en a pour lesquels cette précaution est tout à fait inutile, mais on ne peut en être sûr que quelques semaines après la cessation du traitement.

78° La blennorrhée chronique, compagne de certains rétrécissements, persiste souvent après leur disparition.

79° La blennorrhée chronique, surtout quand elle est entretenue par l'état de phlogose de la prostate, peut être confondue avec la spermatorée et les pertes séminales : le microscope sert à distinguer l'une des autres, en constatant la présence ou l'absence des zoospermes.

80° La blennorrhée chronique produite par l'augmentation de sécrétion et l'altération du fluide prostatique, peut donner lieu à l'absence des érections, à la faiblesse des extrémités inférieures, aux vertiges, à la mélancolie et à tous les symptômes qui accompagnent les pertes séminales.

81° La cautérisation transcurrente du siége de l'écoulement est le moyen le plus puissant de le supprimer ; mais elle ne réussit pas toujours, et parfois, lorsqu'on la pratique vers le col de la vessie, elle donne lieu à une vive inflammation, à un abcès dans la prostate, etc.

82° Il est bon, avant de pratiquer la cautérisation, même transcurrente, d'essayer l'effet d'applications et de *frictions* intra-urétrales, faites avec des pommades astringentes.

La blennorrhée chronique et les pertes séminales peuvent encore être supprimées au moyen d'irrigations ou de *douches intra-urétrales* dirigées sur les parties profondes du canal avec une sonde à *double courant prostatique*, c'est-à-dire disposée de telle sorte que l'œil du tube afférent soit percé à deux pouces environ de l'extrémité, pour que le liquide se répande dans l'urètre et passe à nu sur la région prostatique et le col de la vessie. Ces douches et irrigations continues suppriment quelquefois des blennorrhées et des pertes séminales qui avaient résisté aux applications astringentes et à la cautérisation.

PARIS. — TYP. LACRAMPE FILS ET COMP., RUE DAMIETTE, 2.

www.ingramcontent.com/pod-product-compliance
Ingram Content Group UK Ltd.
Pitfield, Milton Keynes, MK11 3LW, UK
UKHW020124100726
13658UKWH00005B/2355